Romy Lauche, Holger Cramer, Thomas Rampp
Nackenschmerzen

W0177720

Nackenschmerzen

Naturheilkunde und Selbsthilfe

Romy Lauche
Holger Cramer
Thomas Rampp

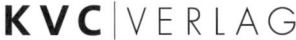

KVC Verlag | NATUR UND MEDIZIN e. V.
Am Deimelsberg 36, 45276 Essen
Tel.: (0201) 56305 70, Fax: (0201) 56305 60
www.kvc-verlag.de

Lauche, Romy; Cramer, Holger; Rampp, Thomas
Nackenschmerzen – Naturheilkunde und Selbsthilfe

Wichtiger Hinweis: Jede Dosierung oder Applikation erfolgt auf eigene Gefahr des Benutzers. Geschützte Warennamen (Warenzeichen) werden nicht besonders kenntlich gemacht.

ISBN 978-3-96562-006-3
© KVC Verlag | NATUR UND MEDIZIN e. V., Essen 2019

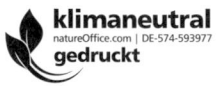

klimaneutral
natureOffice.com | DE-574-593977
gedruckt

Umschlaggestaltung: eye-d Designbüro, Essen
Druck: Union Betriebs-GmbH, Rheinbach

Inhalt

Einleitung

Beschwerden im Schulter-Nackenbereich sind unangenehm bis schmerzhaft. Sie verringern die Beweglichkeit des Kopfes, sind ein Hindernis im Alltag, können die Durchblutung im Kopf reduzieren und mindern die Lebensqualität.

Die Ursachen sind vielfältig, der Großteil der Nackenschmerzen entsteht jedoch durch eine hohe einseitige Belastung unter ungünstigen Arbeitsbedingungen. Stress sowie mangelnder körperlicher und seelischer Ausgleich sind weitere ideale Bedingungen für die Entstehung von Beschwerden und Schmerzen im Schulter-Nackenbereich.

Die aktuellen Leitlinien[1] zur Behandlung chronischer Nackenschmerzen (DEGAM 2016) umfassen neben der medikamentösen Therapie auch verschiedene komplementärmedizinische Verfahren. Insbesondere die Naturheilverfahren sind aber in den Leitlinien noch immer unterre-

---

[1] Leitlinien sind wissenschaftlich fundierte und zugleich praxiserprobte Empfehlungen zum ärztlichen Handeln. Ziel ist die Verbesserung der hausärztlichen Versorgung.

präsentiert, obwohl Nacken- und Rücken-schmerzen zu den häufigsten Gründen für die Inanspruchnahme komplementärer und alternativer Verfahren zählen.

Gut untersuchte naturheilkundliche Verfahren gegen Nackenschmerzen sind das Schröpfen und eine chinesische Schabetechnik, genannt Gua Sha. Ergebnisse aus der Forschung zu beiden Verfahren fließen in diesen Ratgeber ein.

Als Selbsthilfemaßnahmen werden bei allen Erkrankungen des Bewegungsapparates Mobilisierung und Bewegung empfohlen. Yoga verbindet physische Aktivität mit Meditation und Atemübungen und ist nicht nur eine effektive Form der Stressreduktion, sondern fördert auch Körperhaltung, Körpergefühl und Muskelaufbau.

Nicht zufällig gehört Yoga zu den Selbsthilfeformen, die von Nackenschmerzpatienten sehr oft ausgeübt werden. Die Wirksamkeit von Yoga bei verschiedenen Schmerzsyndromen ist gut belegt. In der Yoga-Studie, die eine der Grundlagen dieses Ratgebers ist, wurde die Wirksamkeit von Yoga bei der Behandlung chronischer Nackenschmerzen untersucht.

Grundlagen und Anatomie: Der Nacken

Als Nacken wird für gewöhnlich der hintere Teil des Halses bezeichnet. Die wichtigsten Strukturen sind dabei die Halswirbelsäule und die Nackenmuskulatur.

Die Halswirbelsäule (HWS) besteht aus sieben Wirbeln zwischen Kopf und Brustwirbelsäule. Die beiden oberen Wirbel, Atlas und Axis, bilden mit der Schädelbasis die Kopfgelenke. Sie unterscheiden sich anatomisch von den anderen Wirbeln, weil sie für die Beweglichkeit des Kopfes in alle Richtungen zuständig sind. Die Halswirbelsäule ist der beweglichste Abschnitt der Wirbelsäule. Sie ist beim gesunden Menschen nach vorn gebogen (s. Abb. 1).

Die sieben Nackenwirbel (C1–7) werden gefolgt von zwölf Brustwirbeln (Th1–12) und fünf Lendenwirbeln (L1–5). Diese gehen über in Kreuzbein und Steißbein.

Die Wirbelsäule ist von einem kompakten Muskelgeflecht umgeben. Es ist für die Bewegung und Stabilisierung der Wirbel zuständig.

Die direkt an der Wirbelsäule liegenden tiefen Muskeln stabilisieren sie. Die oberflächlichen

Muskelgruppen sind für Bewegungen nach vorn, nach hinten oder zur Seite sowie für Drehbewegungen zuständig.

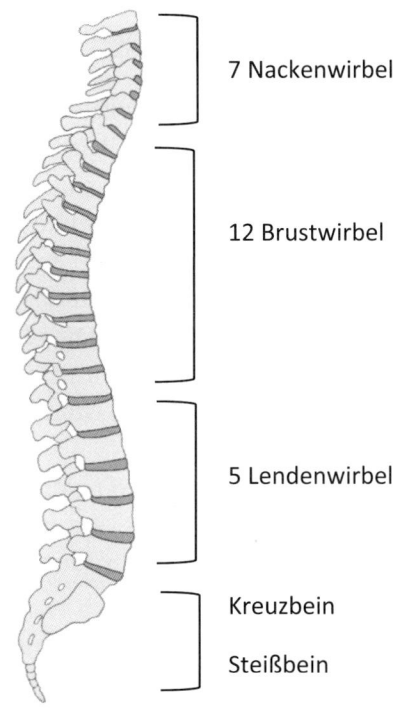

7 Nackenwirbel

12 Brustwirbel

5 Lendenwirbel

Kreuzbein

Steißbein

Abbildung 1: *Wirbelsäule (Seitenansicht)*

Die vorrangige Funktion der Nackenmuskulatur ist also, die Beweglichkeit von Hals und Kopf zu ermöglichen. Ihre Ausläufer reichen vom Kopfansatz bis zu den Schultern, den Schulterblättern und dem Schlüsselbein.

Die Komplexität der anatomischen Strukturen der Halswirbelsäule und -muskulatur kann leicht zu einer Vielzahl von Beschwerden führen, die meist unter dem Begriff Nackenschmerzen zusammengefasst werden, sich aber durchaus auch in den Schultern und Armen bemerkbar machen.

Beschwerden im Schulter-Nacken-bereich

Nackenschmerzen

Schmerz bezeichnet nach der Definition der Weltschmerzorganisation IASP eine „unangenehme sensorische oder emotionale Empfindung". Entsprechend stellt Schmerz eine persönliche und stark individuell erlebte und geprägte Erfahrung dar, die durch Art oder Intensität von Auslösern oder Ursachen nicht erschöpfend beschrieben werden kann.

Nackenschmerz wird definiert als Schmerz in einer anatomischen Region, die begrenzt wird durch die obere Nackenlinie, die beiden Schulterblätter und eine gedachte parallele Linie durch den dritten Brustwirbel (Th 3) (Guzman et al. 2008). Dadurch wird in die Definition von Nackenschmerz ein großer Teil der Schultern miteinbezogen.

Die Definition ist unabhängig davon, ob der Schmerz in andere Regionen, z. B. den Kopf, den Oberkörper oder die oberen Extremitäten, ausstrahlt.

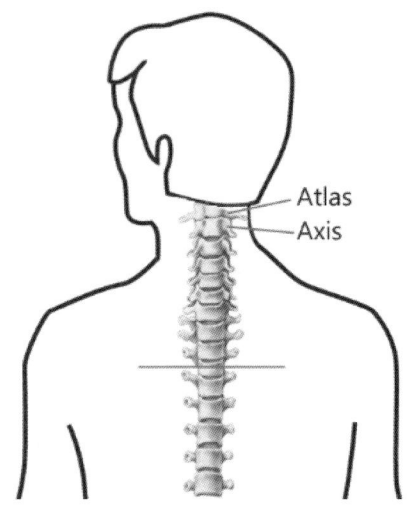

Abbildung 2: *Hals- und Brustwirbelsäule (Linie bei Th3)*

Akute und chronische Schmerzen

Nackenschmerzen werden in akut (Dauer: 0–3 Wochen), subakut (Dauer: 4–12 Wochen) und chronisch (über 12 Wochen) eingeteilt. Nackenschmerzen vergehen oft von selbst wieder, neigen aber zu wiederkehrenden Episoden.

Akuter, d. h. plötzlich auftretender Schmerz ist ein Warnsignal des Körpers und daher überlebensnotwendig. Er schützt uns, indem er z. B.

auf eine Verletzung oder auf eine mögliche Schädigung des Gewebes aufmerksam macht. Akuter Schmerz ist meist auf ein bestimmtes Areal begrenzt und vergeht wieder, wenn der Auslöser oder der Reiz nachlässt.

Wenn Schmerzen über einen langen Zeitraum bestehen bleiben und kein bestimmter Auslöser mehr vorliegt, können sie sich verselbstständigen und chronisch werden. Dann sind die Schmerzen selbst die Erkrankung.

Man weiß heute, dass sich beim chronischen Schmerz ein so genanntes Schmerzgedächtnis bilden kann. Der Schmerz brennt sich quasi im Zentralnervensystem ein. Das Nervensystem ist durch den dauerhaften Schmerzreiz überempfindlich und reagiert dann sogar auf harmlose Berührungen schnell mit Schmerzsignalen. Die körpereigene Schmerzkontrolle kann das Geschehen nicht richtig einordnen, kontrollieren und ausreichend dämpfen. Patienten mit chronischen Schmerzen laufen deshalb oft von Arzt zu Arzt, ohne eine befriedigende Diagnose für ihren Zustand zu erhalten – geschweige denn eine adäquate Therapie.

Die Deutsche Schmerzliga bezeichnet auf ihrer Internetseite akuten Schmerz als „Warner und

Schützer" und chronischen Schmerz als eigenständige Erkrankung und fasst den Unterschied folgendermaßen zusammen[2]:

Akuter Schmerz	Chronischer Schmerz
- Signal für eine Gewebeschädigung oder akute Erkrankung	- Eigenständige Erkrankung
- Beschränkt sich auf den erkrankten oder verletzten Körperteil.	- Besteht weiter, obwohl eine ursächliche Verletzung oder Krankheit bereits geheilt ist.
- Intensität hängt vom Ort und vom Ausmaß der Schädigung ab.	- Häufig keine klar erkennbare Ursache
- Klingt nach dem akuten Ereignis wieder ab.	- Hat die Funktion als Warnsymptom verloren.

[2] https://schmerzliga.de/was_ist_schmerz.html

Ursachen für Nackenschmerzen

Nackenschmerzen werden oft in organisch bedingte und funktionelle Beschwerden aufgeteilt. Organisch bedingte Nackenschmerzen können durch Unfälle entstehen, z. B. durch Verletzungen der Wirbelsäule oder der Nackenmuskulatur. Weitere Ursachen umfassen Arthrosen, verschiedene rheumatische Erkrankungen und Bandscheibenvorfälle. Nackenschmerzen können darüber hinaus Symptome von neurologischen, entzündlichen oder tumorösen Erkrankungen sein.

Der Großteil der Nackenschmerzen ist nicht organisch bedingt, sondern funktionell, d. h. ohne klare organische Ursache. Sie entstehen vor allem durch mechanische Faktoren, also haltungsbedingte muskuläre Funktionsstörungen, die durch einseitige körperliche Belastungen (z. B. am PC-Arbeitsplatz oder bei der Fließbandarbeit) verursacht werden.

Mangelnde körperliche Betätigung begünstigt sie zusätzlich.

Alter, Geschlecht, Beruf

Das Auftreten von Nackenschmerzen wird durch eine Reihe von Faktoren beeinflusst: Die Beschwerden nehmen mit dem Alter zu, nach einem Spitzenwert im mittleren Alter jedoch wieder ab (Hogg-Johnson et al. 2008). Frauen sind häufiger von Nackenschmerzen betroffen als Männer. Erwerbstätigkeit ist ein wichtiger Faktor für ihre Entstehung und Aufrechterhaltung. So sind Nackenschmerzen bei Erwachsenen häufiger, die einer regelmäßigen Erwerbstätigkeit nachgehen, als bei nichterwerbstätigen Erwachsenen. Innerhalb der erwerbstätigen Bevölkerung sind Büroangestellte und Angestellte im Gesundheitswesen am häufigsten betroffen, wohl auf Grund der mit diesen Tätigkeiten verbundenen unphysiologischen Körperhaltung (Coté et al. 2008a).

Stress

Auch die psychische Gesundheit nimmt Einfluss auf die Beschwerden: So wirken sich zum Beispiel Stress und Anspannung oft symptomverstärkend aus.

Stress ist eine Umschreibung für eine nicht gewollte, aber in jedem Fall negativ erwartete (Gefühls-) Erfahrung. Oft ist das gekoppelt mit Zweifeln an den eigenen Fähigkeiten und Möglichkeiten. Und das ist ein ganz entscheidender Punkt: Ob eine Situation als Stress erlebt wird, liegt teilweise an der stressauslösenden Situation, ganz wesentlich aber daran, wie man persönlich diese Situation beurteilt.

Der Umgang mit Stress ist sehr individuell. Manche Menschen beurteilen eine schwierige Situation nicht als Bedrohung, sondern vielleicht als Herausforderung. Der Körper reagiert deshalb nicht mit einer so starken Anspannung. Kurzzeitiger Stress, auf den eine „natürliche Phase" der Ruhe und Entspannung folgt, trägt oft sogar zu einem Gefühl von Leistungsfähigkeit und Vitalität bei. Bleibt jedoch die Erholungsphase über einen längeren Zeitraum aus, reagiert der Organismus mit Dauerstress-Symptomen.

Dauerstress und ständige innere Anspannung sind ein wichtiger Risikofaktor und eine häufige Ursache für zahlreiche Erkrankungen. Es ist daher immer sinnvoll, den Lebensstil zu überdenken und Maßnahmen gegen Stress und Daueranspannungen zu ergreifen.

Ein Teufelskreis

Was genau funktionelle Nackenbeschwerden zu Beginn auslöst, und wie sie aufrechterhalten werden, ist weitgehend ungeklärt. Es scheint jedoch ein Teufelskreis aus mehreren Faktoren zu sein, die hier zusammentreffen.

So lassen sich bei den Betroffenen oft starke Verspannungen in der Nackenmuskulatur ertasten. Muskuläre Verspannungen behindern die Durchblutung des Gewebes und führen damit möglicherweise zu einer Unterversorgung des Gewebes mit Sauerstoff.

Oft finden sich bei Nackenschmerzen auch Fehlhaltungen und eine eingeschränkte Nackenbeweglichkeit, die in einer Schonhaltung resultieren kann. Schon- und Fehlhaltungen können sich wiederum nachteilig auf die Muskulatur auswirken, da einige Muskelgruppen nicht mehr genutzt werden, während andere permanent angespannt sind.

Dies führt auch zu nachteiligen Veränderungen im Bindegewebe, das häufig über eine große Zahl von Schmerzrezeptoren verfügt. Dazu kommen verschiedene Faktoren wie eine mögliche genetische Veranlagung, psychische Erkrankungen und Veränderungen der Schmerzverarbeitung im Gehirn.

Eine Behandlung und damit Beeinflussung dieser zugrundeliegenden Faktoren kann erfolgreich zu einer Reduktion von Nackenschmerzen und Beeinträchtigungen führen. Verschiedene Behandlungsansätze stehen zur Verfügung.

Die konventionelle Behandlung

Nackenschmerzen müssen immer in Abhängigkeit von den zugrundeliegenden Ursachen behandelt werden. Voraussetzung einer erfolgreichen Behandlung ist daher eine gezielte und gründliche Diagnostik. Dies ist insbesondere bei Vorliegen von Warnzeichen unerlässlich.

Bei den folgenden **Warnzeichen** sollten Sie unbedingt zum Arzt gehen:
- Sehr plötzliche und starke Schmerzen
- Schmerzen, die nach einer Verletzung, einem Unfall auftreten
- Fieber
- Nachtschweiß
- Anhaltende Taubheitsgefühle in den Armen und Händen

Bei funktionellen Beschwerden, die vorrangig auf Muskelverspannungen und Fehlhaltungen zurückzuführen sind, bietet die Schulmedizin verschiedene Behandlungsmöglichkeiten. Allerdings sind die meisten Verfahren kaum untersucht, und meist werden Verfahren, die sich bei Schmerzen im unteren Rücken bewährt haben, auf Nackenschmerzen übertragen.

In den aktuellen Leitlinien zum Nackenschmerz steht als Handlungsanleitung:

„Beratung zum Selbstmanagement:

- Bewegung soll empfohlen werden.
- Lokale Wärme kann empfohlen werden.
- Kurzfristig können NSAR empfohlen werden.
- Mobilisation (u. a. postisometrische Relaxation), Manipulation können angeboten werden.
- Bei subakuten und chronischen Nackenschmerzen kann Krankengymnastik angeboten werden.
- Ruhigstellungen sollen nicht durchgeführt werden.
- Injektionstherapien sollen nicht durchgeführt werden.
- Muskelrelaxantien sollen nicht empfohlen werden."[3]

---

[3] DEGAM S1-Handlungsempfehlung Nackenschmerzen, www.degam.de (Stand: 6/2016)

Medikamentöse Therapien

Zur Behandlung von Nackenschmerzen können verschiedene Medikamente zum Einsatz kommen, unter anderem nichtsteroidale Antirheumatika (z. B. Ibuprofen, Paracetamol). Während sie im Akutfall durchaus zur Schmerzlinderung beitragen, werden sie nicht für die Langzeitanwendung, z. B. bei chronischen Schmerzen, empfohlen, unter anderem wegen deutlicher Gesundheitsrisiken bei langfristiger Einnahme. Häufige Nebenwirkungen von nichtsteroidalen Antirheumatika sind Magen- und Darmschädigungen, bei langfristiger Einnahme können auch schwere Herz-, Leber- und Nierenschäden auftreten.

Für andere Medikamente zur Schmerzbehandlung wie z. B. Muskelrelaxantien und Psychopharmaka liegen bislang keine überzeugenden Studien vor. Ihre Einnahme sollte nur im Einzelfall unter ärztlicher Betreuung erfolgen.

Manuelle Therapien

Neben der medikamentösen Behandlung von Schmerzen spielen manuelle Therapieverfahren eine wichtige Rolle. Für Massagen, Chiropraktik etc. liegen keine überzeugenden Befunde zur Wirksamkeit vor, wenn sie isoliert angewendet werden. Bei Massagen zeigen Studien zudem, dass mindestens sechs Behandlungen pro Woche notwendig sind, um eine spürbare Verbesserung der Beschwerden zu erreichen.

Manuelle Verfahren werden daher meist in Kombination mit Bewegungsübungen empfohlen. Ausdauertraining, Krafttraining und Dehnübungen zeigen vergleichbar gute Ergebnisse. Neben diesen gibt es spezielle Rückenschulen, die sich auch für Nackenschmerzen eignen.

Es sollte darauf geachtet werden, dass Bewegungstherapien nur unter qualifizierter Anleitung durchgeführt werden, damit es nicht zu einer Verschlimmerung der Beschwerden kommt.

Der Tipp aus der Wissenschaft: Yoga, Schröpfen und Gua Sha

Vor allem Patienten mit chronischen und wiederkehrenden Beschwerden suchen nach Alternativen und Ergänzungen zur konventionellen Therapie. Im Folgenden werden drei Therapien vorgestellt, für die erste Wirksamkeitsnachweise vorliegen.

Yoga

In Indien ist Yoga Kulturgut, ein wichtiger Bestandteil des spirituellen Selbstverständnisses weiter Teile der Bevölkerung. Yoga hat sich dort im Laufe von Jahrtausenden zu einer selbstverständlichen Praxis auf dem Weg zu Selbsterkenntnis und Selbstentwicklung etabliert.

Auch in Europa und den USA gewinnt Yoga an Bedeutung, hier jedoch weniger als Pfad zu Selbsterkenntnis und spiritueller Entwicklung, sondern vielmehr als Methode der Gesundheitsförderung. Yoga wird meist zur Entspannung praktiziert, jedoch auch zur Linderung spezifischer körperlicher oder seelischer Symptome. So nutzt jeder fünfte Yoga-Praktizierende in den USA dieses Verfahren explizit zur Linderung von Rücken- oder Nackenschmerzen.

Traditionell setzt sich Yoga aus acht so genannten „Gliedern" zusammen, Techniken und Praktiken, die der Beruhigung des Geistes und der Vereinigung von Körper, Geist und Seele dienen sollen:

Yama (Ethik)
Niyama (Selbstdisziplin)
Asana (Yogahaltungen)
Pranayama (Atemkontrolle)
Pratyahara (Disziplin der Sinne)
Dharana (Konzentration)
Dhyana (Meditation)
Samadhi (All-Einheit)

Heutige europäische und amerikanische Yogaschulen beschränken sich meist auf die bekannten Yogahaltungen, manchmal kombiniert mit Atem- oder Meditationstechniken.

Die vermeintlich rein körperlichen Yogahaltungen, die so klangvolle Namen wie „der Krieger", „der Baum" oder „die Krähe" tragen, sind – richtig ausgeführt – mehr als nur Sport. So soll Yoga in einem Geist achtsamer Sammlung im Hier und Jetzt durchgeführt werden; durch die Konzentration auf die Körperhaltung, die Atmung und die dadurch ausgelösten Empfindungen sollen auch diese körperbetonten Yogapraktiken zu einer tiefen Entspannung führen.

Die Forschungslage

Da Yoga gerade bei Rückenschmerzen vielfach genutzt wird, überrascht es nicht, dass auch zahlreiche Studien zur Wirksamkeit bei diesem Leiden durchgeführt wurden. Bei der Analyse und Bewertung dieser Studien (Metaanalyse) war das Ergebnis verblüffend eindeutig: Yoga verschafft bei chronischen Rückenschmerzen auch langfristig eine deutliche Linderung.

Die Studienlage speziell zu Nackenschmerzen sah deutlich schlechter aus: Trotz der starken Nutzung gab es lange Zeit keine Studie, die die Wirksamkeit von Yoga bei diesem Leiden überprüfte. Daher wurde in der Klinik für Naturheilkunde und Integrative Medizin der Kliniken Essen-Mitte eine klinische Studie nach internationalen wissenschaftlichen Standards durchgeführt (Cramer 2013).

Kontrollierte Studie

In einer randomisierten kontrollierten Studie wurde von Holger Cramer in seiner Doktorarbeit der Einfluss einer neunwöchigen Yoga-Schulung auf Schmerzintensität, funktionelle Einschränkungen und Lebensqualität bei Patienten mit chronischen Nackenschmerzen untersucht.

Zusätzlich wurde untersucht, welchen Einfluss die Yogapraxis auf die Wahrnehmung des Körpers und auf das tägliche Leben der Patienten sowie auf ihren Umgang mit Krankheit hat.

In der Studie wurde Yoga gegen krankengymnastische Nackenübungen verglichen (= kontrolliert), die Zuordnung der Patienten zu den beiden Gruppen erfolgte zufällig (= randomisiert).

Die Yogatherapie umfasste einen neunwöchigen Kurs zu je 90 Minuten pro Woche. Das Programm enthielt Yogahaltungen, die auch außerhalb des Kurses zu Hause geübt werden sollten. Die Übungen wurden speziell auf ihre Eignung bei Nackenschmerzen hin ausgewählt, unterschieden sich sonst aber nicht von solchen in einem normalen Yogakurs. Die Patienten übten zusätzlich insgesamt 10 Minuten täglich drei Yogahaltungen im Stehen (Bergstellung, Rücken-ausstreckung, Krieger II, Abb. 3) und drei Yogahaltungen im Sitzen (Drehhaltung dem Weisen Bharadvaja gewidmet, glückbringende Haltung ohne Drehung, glückbringende Haltung mit Drehung, Abb. 4).

Die Kontrollgruppe führte Übungen nach einem Selbsthilfemanual durch, das von einer großen deutschen Krankenkasse konzipiert wurde, um Nackenschmerzen und -verspannungen zu lindern.

Ergebnisse

Im Verlauf der Studie reduzierte sich die Intensität der Nackenschmerzen in der Yoga-Gruppe stärker als in der Krankengymnastik-Gruppe, ebenso reduzierten sich nur in der Yoga-Gruppe die alltäglichen Einschränkungen durch den Nackenschmerz.

Interessanterweise verbesserte sich im Bereich der Lebensqualität vor allem die psychische Ebene, also das mentale, soziale und emotionale Wohlbefinden.

***Abbildung 3**:*
Drei Stehhaltungen

Bergstellung

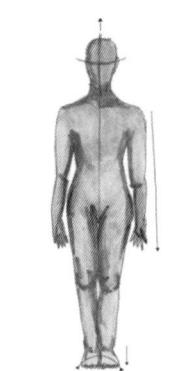

Rückenausstreckung
an der Wand

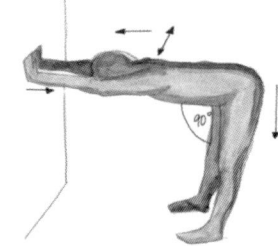

Krieger II

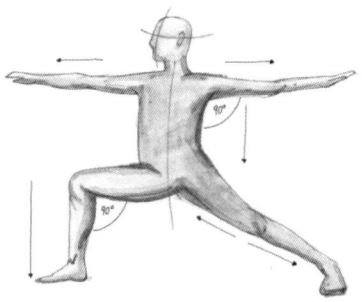

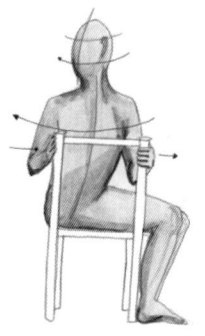

Abbildung 4:
Drei Sitzhaltungen

Drehhaltung dem
Weisen Bharadvaja
gewidmet

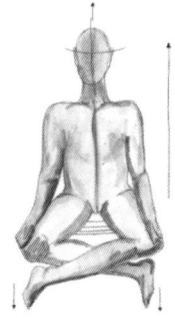

Glückbringende
Haltung ohne
Drehung

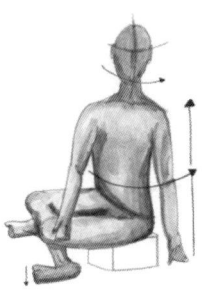

Glückbringende
Haltung mit
Drehung

Ebenso steigerte sich die Kopfbeweglichkeit in der Yoga-Gruppe stärker, und die Schmerzempfindlichkeit nahm stärker ab.

In keiner der beiden Gruppen traten schwerwiegende unerwünschte Wirkungen auf. Elf Teilnehmer in der Yoga-Gruppe und zehn Teilnehmer in der Nackenübungsgruppe berichteten jedoch vorrübergehend stärkere Schmerzen, Muskelkater, Gliederschmerzen, Migräne oder Schwindel nach den Übungen.

Zwölf Monate nach Ende des Yoga-Kurses berichteten die Teilnehmer noch immer geringere Einschränkungen und Schmerzen als vor dem Kurs, fast zwei Drittel noch eine Schmerzreduktion von über 30 %. Wie erwartet traten anhaltende Verbesserungen vor allem bei den Teilnehmern auf, die auch nach Ende des Kurses weiter Yoga geübt hatten (Cramer et al. 2013).

Fazit:

Yoga ist ein wirksames Verfahren zur Selbsthilfe gegen chronische Nackenschmerzen. Eine regelmäßige Übungspraxis von 90 Minuten pro Woche, ergänzt durch eine Vertiefung der Übungen von 10 Minuten pro Tag, ist empfehlenswert.

Yoga sollte in einem Kurs unter qualifizierter Anleitung gelernt werden.

Die Schröpftherapie

Die Schröpftherapie ist keine Erfindung der modernen Medizin. Das Schröpfen ist so alt wie die Menschheit und in allen Kulturkreisen bekannt. Hintergrund des Schröpfens ist die instinktive Überlegung, krankmachende Substanzen durch eine künstlich angelegte Öffnung aus dem Körper auszuleiten. Als erste primitive Schröpfapparate dienten in der Regel Tierhörner, die am oberen Ende zum Saugen geöffnet und nach dem Ansaugen mit Harz oder Wachs verschlossen wurden.

Für die Medizin im antiken Rom und Griechenland waren Schröpfen und Aderlass (diese Begriffe wurden oft synonym verwendet) die Behandlungsmethoden schlechthin für eine Vielzahl von Erkrankungen. Die Behandlungen basierten dabei auf der humoralpathologischen Annahme, dass Gesundheit durch ein Gleichgewicht der vier Kardinalssäfte gelbe Galle, schwarze Galle, Blut und Schleim erreicht wird. Der Mangel, das Übermaß oder gar das Verderben der Säfte hingegen waren mit Krankheiten assoziiert. Durch das Schröpfen sollten die schlechten Säfte ausgeleitet und das Gleichgewicht wiederhergestellt werden.

Heute wird das Schröpfen vor allem in Asien und im arabischen Raum angewendet, wo es ein fester Bestandteil der traditionellen Medizin ist. In Europa hingegen ist das Schröpfen nur noch wenigen bekannt, obwohl es bis zur Neuzeit eines der wichtigsten Therapieverfahren war.

Es existieren verschiedene Techniken, z. B. das blutige oder trockene Schröpfen und die Schröpfkopfmassage. Während bei den ersten beiden Verfahren die Schröpfgläser stationär aufgebracht und für mehrere Minuten belassen werden, wird bei der Schröpfkopfmassage das Glas, in dem ein Unterdruck erzeugt wurde, über die gut eingeölte Haut gezogen.

Als Wirkmechanismus wird beim Schröpfen vor allem die verbesserte lokale Durchblutung und die Reduktion schmerzhafter Muskelverspannungen angenommen. Mehrere Studien konnten zeigen, dass die Anwendung mittels Schröpfen signifikant zu einer Schmerzreduktion bei chronischen Nackenschmerzen führt.

Schröpftechniken

Blutiges Schröpfen

Die klassische Form ist das so genannte blutige Schröpfen: Dabei wird mithilfe einer Lanzette die Haut angeritzt, anschließend das Schröpfglas aufgesetzt und ein Unterdruck erzeugt. Durch den Unterdruck fließen Blut und andere Gewebeflüssigkeiten aus dem Körper. Es entsteht quasi eine Reinigung und Ableitung von – so die Theorie – schlechten Säften. Damit ist das blutige Schröpfen eine Art kleiner Aderlass.

Trockenes Schröpfen

Heutzutage wird häufig auf das Einritzen der Haut verzichtet und trocken geschröpft. Im Unterschied zum blutigen Schröpfen können Blut und Gewebeflüssigkeiten nicht entweichen, sie sammeln sich in der Haut. Dies führt zu einer Schwellung und manchmal einem blauen Fleck. Das Blut kommt dabei aus kleinsten Blutgefäßen unter der Haut, die durch den Sog förmlich platzen und den Inhalt in die Haut abgeben. Das Ganze wird innerhalb von einigen Tagen wieder abgebaut und hinterlässt in der Regel keine Spuren.

Schröpfkopfmassage

Bei der Schröpfkopfmassage wird das Schröpfglas über die (reichlich eingeölte) Haut bewegt.
Dies führt zu einer sehr schnellen und ausge-
prägten Rötung der Haut. Insbesondere im
Rückenbereich wird dies meist als angenehm
wahrgenommen.

Pulsierende Schröpftherapie

Es gibt auch verschiedene Geräte, die mittels
Pumpe einen pulsierenden Druck aufbauen und
das Gewebe in Schwingung versetzen.

Studien zum Schröpfen

Obwohl Schröpfen in der klinischen Praxis oft
bei muskuloskeletalen Beschwerden angewendet wurde, gab es lange Zeit keine klinische Studie, die die Wirksamkeit dieser Therapie bei
chronischen Nackenschmerzen untersucht hat.
Daher wurden in der Klinik für Naturheilkunde
und Integrative Medizin der Kliniken Essen-
Mitte mehrere Studien mit verschiedenen
Schröpftechniken durchgeführt und von Romy

Lauche in ihrer Doktorarbeit begleitet und ausgewertet (Lauche 2012).

In diesen randomisiert kontrollierten Studien erhielten die Studienteilnehmer entweder direkt eine Schröpftherapie oder wurden einer Wartegruppe zugeteilt, die erst im Anschluss an die Studie eine Behandlung erhielt. Damit sollten spontane Veränderungen der Beschwerden kontrolliert werden.

Insgesamt wurden vier ähnlich konzipierte Studien durchgeführt, jeweils eine testete die Wirksamkeit des blutigen Schröpfens, des trockenen Schröpfens, der Schröpfkopfmassage und der maschinellen pulsierenden Schröpftherapie. Während die Behandlung mit dem blutigen Schröpfen nur einmal durchgeführt wurde, erhielten die Teilnehmer der anderen Studien insgesamt jeweils fünf Behandlungen.

Die Studie zur Schröpfkopfmassage wird weiter unten noch ausführlicher vorgestellt.

Ergebnisse

Die Intensität der Nackenschmerzen reduzierte sich unabhängig von der Art des Schröpfens in allen Studien. Beim blutigen Schröpfen (bei dem vorher die Haut angeritzt wurde) trat dieser Effekt direkt am Tag nach der Behandlung ein, bei den anderen Formen des Schröpfens waren zum Teil fünf Behandlungen nötig, bis sichtbare Verbesserungen berichtet wurden. Im Durchschnitt reduzierten sich die Schmerzen um 30 bis 50 %. Zudem verbesserten sich bei den geschröpften Teilnehmern fast durchweg die Beeinträchtigungen im Alltag und die Lebensqualität.

Wie lange das Schröpfen noch nachwirkt, wurde in einer Nachbefragung der Studienteilnehmer untersucht. Dabei stellte sich heraus, dass die Teilnehmer sehr unterschiedliche Erfahrungen machten. Während bei einigen die Wirkung nach kürzester Zeit wieder nachließ, berichteten andere Teilnehmer, dass die Wirkung auch nach 24 Monaten noch immer anhielt. Die Hälfte von ihnen hatte nur eine einzige Behandlung erhalten, und zwar das blutige Schröpfen (Lauche et al. 2013a).

Keiner der Teilnehmer berichtete schwere Nebenwirkungen, es kam vereinzelt zu muskelkaterähnlichen oder verstärkten Schmerzen oder Kopfschmerzen. Nach dem blutigen Schröpfen berichteten einige Teilnehmer von Juckreiz während der Wundheilung, und eine Patientin hatte nach dem blutigen Schröpfen Kreislaufbeschwerden.

Fazit:
Die Schröpftherapie ist ein wirksames Verfahren gegen Nackenschmerzen. Sowohl die einmalige Behandlung mit blutigem Schröpfen als auch die fünfmalige Behandlung mit trockenem Schröpfen kann gegen Nackenschmerzen empfohlen werden.
Die Anwendung muss durch geschultes Personal erfolgen. Welche Methode eingesetzt wird, hängt von der Vorliebe des Therapeuten und der Konstitution des Patienten ab und wird im Einzelfall ausgewählt.

Schröpfkopfmassage

Die Schröpfkopfmassage am Rücken ist eine leicht zu erlernende und sehr wohltuende Methode, um die Entspannung zu fördern und über die Haut die inneren Organe auf reflektorischem Weg zu stimulieren. Sie kann ohne Weiteres zuhause, z. B. durch den Partner, durchgeführt werden. Es wird jedoch empfohlen, vor Beginn eine Schulung zu besuchen, um eine sichere Anwendung zu gewährleisten.

Wichtige Effekte sind eine Funktionsanregung der Haut, verbesserter Lymphfluss und ein verbesserter Bindegewebsstoffwechsel, so dass Schlacken und Gewebsreizstoffe vermehrt abtransportiert und ausgeschieden werden können.

Vorsicht! Eine Anwendung sollte nicht durchgeführt werden bei Blutgerinnungsstörungen oder der Einnahme von Blutverdünnern, beim Vorliegen frischer Ekzeme, Wunden oder Narben im zu behandelnden Bereich. Ebenso sollte bei Sonnenbrand oder Entzündungen, bei Vorliegen von Muttermalen oder Tattoos von einer Schröpfbehandlung abgesehen werden, bzw. der Rat eines erfahrenen Therapeuten eingeholt werden.

Studie zur Schröpfkopfmassage

Wie im vorhergehenden Kapitel gezeigt wurde, hat blutiges und trockenes Schröpfen einen positiven Einfluss auf chronische Nackenschmerzen. Die Rückmeldungen der Teilnehmer, die das Schröpfen fortführen wollten, zeigten jedoch, dass es nur wenige Angebote zur Schröpfbehandlung gibt und diese zudem nicht von den

Krankenkassen übernommen wurden. Aus diesem Grund wurde nach einer Alternative gesucht, die für die Heimanwendung geeignet ist. Die Schröpfkopfmassage schien eine gute Ergänzung zu sein.

In einer Studie wurde also untersucht, ob dieses Verfahren zur selbstständigen Durchführung eine wirksame und sichere Möglichkeit sein könnte, um Nackenschmerzen zu behandeln (Lauche et al. 2013b). Dazu wurden die Studienteilnehmer mitsamt Partnern entweder in die Technik der Schröpfkopfmassage eingewiesen, oder sie erhielten eine Einweisung in die Progressive Muskelentspannung. Teilnehmer in beiden Gruppen führten die jeweiligen Behandlungen zweimal wöchentlich selbstständig zuhause durch. In der Schröpfkopfmassage-Gruppe wurde die Behandlung von einem Partner ausgeführt, z. B. Ehepartner, Familienmitglied, Freund.

Ergebnisse der Studie

Nach der Einweisung der Teilnehmer wurden wie geplant 1–2 Behandlungen bzw. Übungseinheiten pro Woche durchgeführt.

Nach 12 Wochen zeigten sich in beiden Gruppen gleichermaßen Verbesserungen der Nackenschmerzen. Insgesamt reduzierten sich die Schmerzen um etwa ein Drittel.

Erfahrungen der Teilnehmer

Die Umsetzung der Schröpfkopfmassage bereitete keinem der Teilnehmer Probleme, die einstündige Einweisung und praktische Übung wurden durchweg als ausreichend beurteilt. Außer leichten muskelkaterähnlichen Schmerzen nach der Anwendung wurden keine Nebenwirkungen erfasst.

Die Teilnehmer waren insgesamt sehr zufrieden mit der Schröpfkopfmassage. Viele Teilnehmer berichteten, dass sie mit der Massage dem Partner etwas Gutes tun konnten, und ihnen dies richtig Spaß gemacht hätte. Die Teilnehmer waren teilweise so begeistert, dass sie anderen Familienangehörigen, Freunden und Bekannten und sogar Ärzten und Therapeuten davon berichteten.

Es wurde aber auch deutlich, dass die Schröpfkopfmassage nicht für jede/n geeignet ist, dies kann nur durch Ausprobieren getestet werden.

Anwendung der Schröpfkopfmassage

Eine Anwendung der Schröpfkopfmassage ist bei Nackenschmerzen im akuten und chronischen Zustand möglich, sofern die Beschwerden durch Verspannungen bedingt sind.

Zur Durchführung benötigt man ein gutes Hautpflegeöl (in der Studie wurde Arnikaöl der Firma Weleda eingesetzt), ein mittelgroßes Schröpfglas mit Saugball (in Apotheken und Fachgeschäften erhältlich) und ein Handtuch.

Die Patienten legen sich bequem auf den Bauch oder setzen sich an einen Tisch und stützen die Arme ab. Zunächst wird dann die Haut gut eingeölt, damit das Schröpfglas gut gleiten kann. Ohne das Öl wäre die Behandlung sehr schmerzhaft und könnte zu Verletzungen führen.

Durch das Zusammenpressen des Balls wird ein Unterdruck im Glas erzeugt, hält man es auf die Haut und lässt den Gummiball los, kann es sich an der Haut festsaugen. Das Schröpfglas wird dann am unteren Glaskörper angefasst und mit streichenden oder kleinen kreisenden Bewegungen von oben nach unten und umgekehrt über die Haut gezogen: zunächst entlang der Nackenmuskeln bis zu den Schultern, anschließend seitlich entlang der Wirbelsäule bis zum Gesäß über die langen Rückenmuskeln und abschließend entlang der Gesäßmuskulatur. Die Strichrichtungen können Sie Abbildung 5 entnehmen.

Es ist wichtig, nicht über die Dornfortsätze (knöcherne Vorsprünge der Wirbelsäule) zu schröpfen, sondern nur seitlich von der Wirbelsäule.

Vorsicht! Bewegen Sie das Glas niemals an der Vorderseite oder den Außenseiten des Halses! Dies ist nicht nur schmerzhaft, sondern kann auch zu Verletzungen führen.

Wenn das Vakuum sich zwischenzeitlich löst, einfach wieder neu ansetzen. Der Unterdruck im Saugball sollte so dosiert werden, dass die Massage noch als angenehm empfunden wird (ein leichter ziehender Schmerz ist normal).

Eine auftretende Rötung der Haut mit kleinen Einblutungen ist erwünscht. Wenn es zu einer stärkeren Reaktion kommt, sollte die Behandlung umgehend abgebrochen werden.

Je nach Hautreaktionen kann die durchgeführte Schröpfkopfmassage zwischen fünf und 15 Minuten dauern und 1–3-mal pro Woche durchgeführt werden.

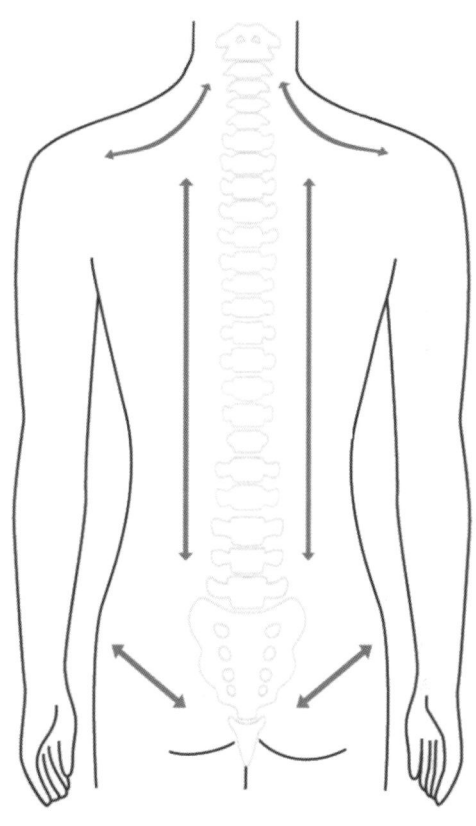

Abbildung 5:
Strichrichtungen bei der Schröpfkopfmassage

Nach der Anwendung wird der Schröpfkopf abgenommen und das auf dem Rücken des Patienten verbliebene Öl mit einem Handtuch abgewischt.

Um Kreislaufprobleme zu vermeiden, sollte man nachruhen, bevor man sich anzieht.

Fazit:

Die Schröpfkopfmassage ist ein wirksames und nach kurzer Einweisung relativ risikoarmes Selbsthilfeverfahren zur Behandlung von Nackenschmerzen. Sie sollte 1–3-mal pro Woche für 5–15 Minuten durchgeführt werden.

Gua Sha

Gua Sha ist ein Verfahren der traditionellen ostasiatischen Medizin und bedeutet wörtlich übersetzt „nach Cholera schaben".

Nach Erfahrungen aus der klinischen Praxis bewegen sich die Einsatzgebiete dieser Therapieform zwischen Spannungskopfschmerz, Migräne, Myogelosen, Schwindel und Asthma bronchiale. Im Fokus der Gua Sha-Forschung der letzten Jahre standen jedoch insbesondere Nackenschmerzen und Rückenbeschwerden im oberen und unteren Lendenwirbelbereich, deren kurzfristige Linderung wissenschaftlich nachgewiesen wurde. Ergebnisse zur längerfristigen Wirkung stehen aus, die Erfahrung zeigt aber auch hier einen Effekt.

Vorsicht! Bei Sonnenbrand, Hautausschlägen oder Hautverletzungen sollte von einer Gua Sha-Behandlung abgesehen werden.

Bei dieser in Asien sehr verbreiteten Methode wird mittels eines abgerundeten Instruments (z. B. Porzellan-Löffel, Jadeschaber; auch die Deckel von Konservengläsern haben sich als pragmatische Alternative bewährt) mehrfach über einen bestimmten Bereich der Körperoberfläche geschabt, bis sich unter der Haut deutliche Verfärbungen zeigen. Die Haut selbst wird nicht verletzt, es kommt jedoch zu kleinen Einblutungen in die Unterhaut, so genannten Petechien. Die entstehenden Hautpetechien sind in der Regel nicht schmerzhaft und bilden sich nach wenigen Tagen wieder zurück.

Die Wirkung wird vermutlich über mehrere Prozesse erzielt, allen voran die gesteigerte Durchblutung von Haut und Muskulatur durch die gezielte starke Manipulation.

Gua Sha sollte nur von qualifizierten Therapeuten angewendet werden. Bitte beachten Sie, dass die durch die Behandlung entstehenden Male durchaus mit Folgen körperlicher Misshandlungen verwechselt werden können.

Forschung zu Gua Sha bei Rücken- und Nackenschmerzen

Trotz guter Erfahrungen und traditioneller Anwendung der Gua Sha bei Nacken- und Rückenschmerzen gab es bis in die 2000er Jahre keinen wissenschaftlichen Nachweis für die Wirksamkeit der Schabetechnik.

In einer Studie an der Essener Klinik für Naturheilkunde und Integrative Medizin wurde daher die Wirksamkeit von Gua Sha zur symptomatischen Behandlung chronischer Nackenschmerzen untersucht. Die Studie wurde kontrolliert durchgeführt, wobei eine Gruppe die Gua Sha-Behandlung erhielt und die andere mit lokaler Wärme behandelt wurde (Braun et al. 2011).

Ergebnisse aus der Forschung

Die Behandlungsgruppe erhielt eine einzige Gua Sha-Behandlung. Alle Teilnehmer berichteten eine Verminderung des Schmerzes und einen verbesserten Allgemeinzustand und mehr Wohlbefinden, die auch sieben Tage nach der Behandlung noch anhielten.

Die Patienten berichteten von erhöhter Schmerzempfindlichkeit durch die Behandlung, weitere
Nebenwirkungen wurden aber nicht beobachtet.

Fazit:
Gua Sha ist eine einfache und effiziente Technik zur
Behandlung von Nackenschmerzen. Sie sollte nur
von erfahrenen Therapeuten durchgeführt werden.

Naturheilkunde und Selbsthilfe

Zur Behandlung des Nackenschmerzes gibt es neben körperlicher Aktivität wie Yoga und den verschiedenen Schröpftechniken sowie Gua Sha weitere naturheilkundliche Verfahren und Selbsthilfestrategien, die wir hier vorstellen und für empfehlenswert halten.

Manche Strategien sind wissenschaftlich belegt, andere erweisen sich in der Praxis als wirksam. So liegen z. B. Forschungsergebnisse zur Anwendung von lokaler Wärme und zur Nadelreizmatte vor. Neben dem Yoga sind auch andere Bewegungs- und Entspannungsverfahren in ihrer Wirksamkeit gut untersucht.

Die folgenden Anwendungen und Verfahren werden in der Regel bei funktionellen Nackenschmerzen eingesetzt und sind zum Teil in der Klinik für Naturheilkunde und Integrative Medizin der Kliniken Essen-Mitte erprobt worden.

Achtung! Bitte halten Sie immer Rücksprache mit dem behandelnden Arzt, bevor sie zur Selbsthilfe greifen.

Entspannungsverfahren und Bewegung[4]

Tai Chi und Qigong

Tai Chi oder chinesisches Schattenboxen ist eine chinesische Kampfkunst, deren Entstehung zwischen dem 10. und 14. Jahrhundert angenommen wird. In der westlichen Welt wurde Tai Chi sehr schnell als meditative Bewegungsübung oder Gymnastik außerhalb der klassischen Kampfkünste übernommen.

Tai Chi beinhaltet typischerweise eine Serie von tanzähnlichen Bewegungen, die ineinander fließen und sich zu so genannten Formen oder Haltungen zusammenfügen. Alle Formen werden in langsamen Bewegungsabfolgen ausgeübt, die ineinander übergehen und dadurch auch einen meditativen Charakter aufweisen.

---

[4] Teile dieses Kapitels sind Arbeiten von Daniela Hacke entnommen, die auf der Webseite der Carstens-Stiftung unter der Rubrik „Sudien kurz und knapp" zu finden sind.

Qigong, oft mit „Training der Lebenskraft" übersetzt, ist ein dem Tai Chi sehr ähnliches Verfahren, das aus Haltungs- und Bewegungsübungen sowie mentalen und Atemübungen besteht.

In der traditionellen chinesischen Medizin spielen Bewegungsübungen wie Tai Chi und Qigong eine zentrale Rolle, da sie den Energiefluss im Körper harmonisieren sollen. Sie werden in erster Linie präventiv eingesetzt. So treffen sich Menschen in China regelmäßig morgens im Park, um Tai Chi und Qigong zu praktizieren.

Neben dem Einsatz zur Vorbeugung von Erkrankungen können diese Verfahren auch therapeutisch wirken, z. B. gibt es bereits überzeugende Befunde zu chronischen Schmerzen.

In einer Studie der Essener Klinik für Naturheilkunde und Integrative Medizin wurde die Wirksamkeit bei Nackenschmerzen getestet. Neben Tai Chi wurde auch die Wirksamkeit spezifischer Nackenübungen überprüft. Nach 12 Terminen im wöchentlichen Abstand zeigten beide Verfahren eine deutliche Überlegenheit gegenüber einer Wartegruppe, und zwei Drittel der Teilnehmer hatten eine Schmerzreduktion um mindestens 30 %. Allerdings ist eine regelmäßige Praxis unerlässlich, um eine deutliche Verbesserung zu erzielen.

Neben der positiven Wirkung, die regelmäßige Bewegung für den Körper hat, wird angenommen, dass vor allem die stressreduzierende und stimmungsaufhellende Wirkung der meditativen Elemente einen positiven Einfluss auf die Beschwerden haben. Nicht zuletzt kann Tai Chi durch die Übung innerhalb von Gruppen den sozialen Kontakt und Austausch fördern.

Progressive Muskelentspannung (PME)

Die Progressive Muskelentspannung (Jacobson, 1938) ist ein Verfahren, bei dem eine bewusste Anspannung von definierten Muskelgruppen zu einem Zustand tiefer Entspannung führen soll. Man spannt dabei einzelne Muskelgruppen an, beobachtet die Veränderung und das Empfinden im angespannten Bereich, entspannt die Muskelgruppen und beobachtet nun die Veränderung und das Empfinden im entspannten Bereich. Jede Phase dauert fünf bis zehn Sekunden. Damit wird die Wahrnehmung der verschiedenen Spannungszustände trainiert, so dass Patienten im Alltag eine bessere Körperwahrnehmung erreichen können.

In der oben erwähnten Studie zur Wirksamkeit von Schröpfkopfmassage und PME nahmen die Teilnehmer an einem einstündigen Kurs teil, der von einem geschulten Psychologen geleitet wurde. Nach einer Einführung wurde das Verfahren praktisch geübt, alle Fragen und Probleme wurden geklärt. Die Teilnehmer erhielten dann eine CD mit einer Kurz- und einer Langversion der PME, welche von einer großen deutschen Krankenkasse entwickelt wurde. Patienten sollten die PME zweimal wöchentlich für ca. 15 Minuten üben.

In dem 12-wöchigen Beobachtungszeitraum reduzierten sich in beiden Gruppen die Nackenschmerzen um etwa ein Drittel.

Die Progressive Muskelentspannung nach Jakobson eignet sich für den Einstieg in die Entspannungstechniken.

Der Sinn dieser Übung ist, dass Sie ein besseres Gefühl für die Spannungen in Ihrem Körper bekommen und sie besser steuern können. Beginnende Verspannungen können so frühzeitig wahrgenommen und durch aktive Entspannung gelöst werden.

Alexandertechnik

Die nach ihrem Begründer F. M. Alexander benannte Alexander-Technik ist ein pädagogisches Verfahren zur Selbsterziehung. In mehreren Schritten von Selbstwahrnehmung, Entwöhnung und Neuausrichtung sollen die Körperwahrnehmung geschult und das Verhalten gesundheitsfördernd und nachhaltig verändert werden.

Eine repräsentative Studie (ATLAS = Alexander Technique Lessons or Acupuncture Sessions) zeigte, dass komplementärmedizinische Verfahren wie die Alexandertechnik oder Akupunktur die Beschwerden von Patienten mit chronischen Nackenschmerzen nachhaltiger verbessern als konventionelle Methoden (z. B. Krankengymnastik, Schmerzmittel).

Während Akupunktur, von einem ausgebildeten Therapeuten bzw. Arzt im Rahmen mehrerer Sitzungen verabreicht, zu einer Verbesserung der Beschwerden führen soll, zielt die Alexandertechnik darauf ab, den Patienten in der Verbesserung seiner Körperhaltung, motorischen Koordination und seinem Gleichgewichtssinn zu schulen. Außerdem lernen Betroffene Maßnahmen zur Stressbewältigung und wie sie sich beschwerdengerecht im Alltag bewegen.

Die Patienten mit mindestens dreimonatiger Nackenschmerzproblematik wurden nach dem Zufallsprinzip drei Gruppen zugeteilt:

– Akupunktursitzungen
– Fortbildungen zur Alexandertechnik
– Konventionelle Therapie mit Schmerzmedikamenten und Physiotherapie

Nach einem Jahr wurde der längerfristige Effekt der verabreichten Therapien erhoben. Die Patienten in der Akupunkturgruppe verzeichneten einen relativen Rückgang der Beschwerden um 32 Prozent seit Therapiebeginn, die Alexandertechnik bewirkte eine Verbesserung um 31 Prozent, womit diese beiden Behandlungsmaßnahmen der konventionellen Behandlung (Rückgang um 23 Prozent) signifikant überlegen waren.

Bemerkenswert am Erfolg von Alexandertechnik und Akupunktur ist zum einen die Nachhaltigkeit der Schmerzfreiheit nach Therapieende um mehrere Monate, zum anderen die von den Patienten diesen Therapien entgegengebrachte optimistische Erwartungshaltung (Selbstwirk-samkeitserwartung), die in diesem Maße für die konventionellen Verfahren in dieser Vergleichs-studie nicht dokumentiert ist.

Mit der Alexandertechnik als Selbsthilfemaß-nahme sieht sich außerdem der Patient in die Be-wältigung seiner Beschwerden miteingebunden. Unter dem Strich könnte nicht nur die Lebens-qualität der betroffenen Patienten steigen, son-dern längerfristig könnten auch Arbeitsfehlzei-ten minimiert werden.

Feldenkrais

Die ebenfalls nach ihrem Begründer M. Felden-krais benannte Feldenkrais-Methode zielt durch Bewusstmachung von Bewegungsabläufen auf bessere Körperwahrnehmung und Korrektur der Körperhaltung sowie eingefahrener Bewe-gungsmuster ab.

In einem Kurs wird man dazu angeleitet, be-wusst wahrzunehmen, wo im Körper eine Bewe-gung beginnt, welche Körperteile an einer Bewe-gung beteiligt sind, was man dabei spürt und wahrnimmt. Es gibt auch Apps und CDs mit gu-ten Anleitungen.

Feldenkrais wurde auch wissenschaftlich untersucht: In einer Studie erhielten sehbeeinträch-
tigte Menschen mit chronischen Nackenbeschwerden entweder Feldenkraistherapie (zwei
Stunden pro Woche) oder keine Therapie. Unter
der Feldenkrais-Anwendung berichteten die Patienten nach der dreimonatigen Studienzeit von
deutlich gelindertem Nackenschmerz, während
sich in der Gruppe ohne Behandlung der Schmerz
erwartungsgemäß verschlimmerte.

Nordic Walking

Nordic Walking ist eine intensivere Form des
Walkings, bei der Stöcke eingesetzt werden. Verglichen mit üblichem Gehen bezieht Nordic Walking durch den Stockeinsatz die Nacken- und
Schulterpartie stärker ein.

Es ist ein effektives Ganzkörpertraining, das
Arme, Schultern, Brust- und Rückenmuskeln
stärkt und die Haltung verbessert. Der Energie-
verbrauch ist höher als beim Walking. Zusätzlich werden Gelenke und Wirbelsäule beim Lauf
auf ebener Strecke durch die Stöcke um fünf Kilo
pro Schritt entlastet.

Norwegische Forscher untersuchten in einer Pilotstudie den Effekt von Nordic Walking auf Nacken- und Schulterschmerzen. Sie testeten das Laufen gegen Krafttraining für Nacken- und Schultermuskulatur mit elastischen Bändern und eine Wartegruppe. Die Teilnehmer bewerteten ihren Schmerz nach Abschluss der Trainingsphase um 46 Prozent schwächer als zuvor. Der Effekt hielt auch zehn Wochen später an. In der Wartegruppe blieben die Schmerzen unverändert.

Lokale Anwendungen

Nadelreizmatte

Die Nadelreizmatte, die einem Nagelbrett nachempfunden wurde, macht sich die Prinzipien der Akupunktur und Akupressur zunutze. Die Nadelreizmatte gibt es in verschiedenen Ausführungen aus Plastik oder Stoff, allen gemeinsam sind hunderte kleiner Plastikpyramiden mit leicht abgerundeten Spitzen, die darauf fest angebracht sind. Bei Rücken- oder Nackenschmerzen wird empfohlen, sich mit dem schmerzenden Bereich auf diese Matte zu legen, zudem soll die Matte auch bei weiteren Beschwerden helfen, etwa Verspannungen und Kopfschmerzen.
Die Nadelreizmatte kann bei akuten und chronischen Beschwerden gleichermaßen eingesetzt werden.

Vorsicht! Keine Anwendung bei empfindlicher Haut, frischen Verletzungen oder Narben, bei Sonnenbrand oder Entzündungen der Haut.

Vor Anwendung auf dem Rücken wird oft empfohlen, sich für eine Minute mit den Füßen auf die Matte zu stellen (bei Schmerzen im unteren

Rücken), oder die Handinnenflächen fest gegen die Matte zu pressen (bei Nackenschmerzen). Danach wird die Matte auf eine feste Unterlage gelegt, ein normales Kissen ist eventuell zu weich. Der Körper wird langsam auf der Matte abgelegt, so dass auch der schmerzende Bereich darauf zum Liegen kommt. Die Anwendung ist anfangs oft schmerzhaft. Versuchen Sie, ruhig und langsam zu atmen, nach ca. 30 Sekunden sollte der Schmerz vergehen und sich ein angenehmes Wärmegefühl an dieser Stelle ausbreiten. Die Anwendung kann für 15–30 Minuten durchgeführt werden, manche Nutzer schlafen auf diesen Matten auch ein.

Die Anwendung der Nadelreizmatte kann zu einer Verringerung der Schmerzen führen und ist vor allem für die akute Behandlung sinnvoll.

Silikon Schröpfköpfe

Eine einfache und effektive Methode zur Selbstanwendung ist das Schröpfen mit elastischen transparenten Schröpfköpfen aus Silikon. Ihre Anwendung basiert auf der traditionellen Schröpftherapie.

Silikon Schröpfköpfe sind einfach zu handhaben und wegen des bruchsicheren Materials auch sicher im Gebrauch. Hauptanwendungsbereiche sind der Rücken, der Nacken und die großen Gelenke (z. B. Schulter, Ellenbogen oder Knie bei Sehnenansatz- und Bänderreizungen).

Die Schröpfköpfe können ohne Hilfe einer weiteren Person an den meisten Körperstellen selbst angebracht werden. Da die Saugfläche der Schröpfköpfe elastisch ist, kann sie auch an unebenen Hautoberflächen problemlos angesetzt werden, also auch dort, wo Glasschröpfköpfe oft nicht oder nur schlecht halten würden (z. B. Halswirbelsäule). Die Saugkraft ist effektiv und kann einfach angepasst werden, ohne Gewebeschäden zu verursachen.

Trotz der einfachen und ungefährlichen Handhabung der elastischen Silikon Schröpfköpfe sollte man sich zur Sicherheit immer von einem Arzt oder Therapeuten in die fachgerechte Selbstbehandlung einweisen lassen.

Kinesiologie Tape

Kinesio oder Kinesiologie Tapes werden von vielen Sportlern therapeutisch oder vorbeugend angewendet. Sie können auch für die Heimanwendung bei Nackenschmerzen effektiv eingesetzt werden.

Kinesio Tapes sind keine Erfindung der letzten Jahre. Schon in den 1970er Jahren suchte der japanische Chiropraktiker Dr. Kenzo Kase nach einer Möglichkeit, die Durchblutung der Muskulatur zu steigern und zusätzlich Sportlern die Möglichkeit zu geben, ihre eigenen Bewegungen besser wahrzunehmen. Kases besonderes Anliegen war die Reduktion von Gelenkschmerzen ohne Einschränkung der Bewegungsfreiheit. Nach mehreren Jahren Forschungsarbeit stellte Kase seine Erfindung 1979 zum ersten Mal vor.

Korrekt aufgeklebt sollen die Streifen dazu beitragen,

- Schmerzen und Schwellungen zu lindern,
- den Lymph- und Blutfluss anzuregen,
- die Gelenkbeweglichkeit zu verbessern,
- den Muskeltonus zu regulieren,
- eigene Bewegungen besser wahrzunehmen (Propriozeption).

Gerade bei Funktionsstörungen wie Verspannungsschmerzen können Tapes eine entspannende Wirkung auf die Muskeln ausüben.

> Es ist nötig, sich die Tapes von einer zweiten anbringen zu lassen. Eine professionelle Anleitung ist empfehlenswert.

Das Tape kann bis zu einer Woche angelegt bleiben, wobei die Hauptwirkung in den ersten 3–5 Tagen zu erwarten ist. Sie können mit dem angelegten Tape duschen, baden und Sport treiben.

Anlage von Kinesio Tape bei Nackenschmerzen

Zur Anlage des Tapes benötigen Sie ein spezielles elastisches Klebeband (Apotheke oder Fachhandel). Sie brauchen einen Tapestreifen in Form eines Y und einen weiteren in Form eines I, der etwas kürzer sein sollte. Hierfür können sie die Streifen problemlos selbst zuschneiden. Achten Sie darauf, die Ecken abzurunden, da dies die Haftbarkeit des Tapes erhöht. Die Haut sollte vorab von allen Ölen, Cremes und Haaren befreit und evtl. mit Alkohol zusätzlich gereinigt werden.

Lösen Sie die Schutzfolie des Y-Streifens, indem Sie es an der Basis einreißen. Beugen Sie den Kopf nach vorn und lassen Sie die Tapes, wie in der Abbildung dargestellt, anlegen. Zunächst wird die Basis zwischen die Schulterblätter geklebt, anschließend werden beide Schenkel entlang der Wirbelsäule, um den 7. Halswirbel herum bis zum Haaransatz geklebt. Im Anschluss wird nun das kürzere Tape quer über die beiden Schenkel des Y geklebt. Hierzu reißen Sie das Trägerpapier in der Mitte des Tapes ein und setzen es mit maximalem Zug auf die schmerzhafte Stelle an. Die beiden Enden werden ohne Zug aufgeklebt und ausgestrichen, hierdurch wird der Kleber aktiviert.

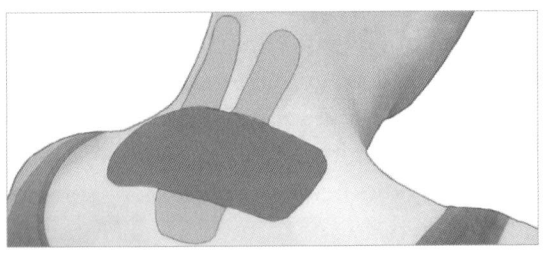

Abbildung 6:
Anlage der Kinesiologie Tapes bei Nackenschmerzen

Richten Sie nun den Kopf auf, es sollten sich am Tape Wellen bilden.

Die aufgeklebten Tapes massieren das Gewebe unter der Haut. Dabei werden die Durchblutung und der Lymphfluss gefördert, Schmerzsensoren, Muskelarbeit, Nerven und Gelenkfunktionen optimiert. Wer Schmerzen hat, schont automatisch den Körper, was zu Fehlhaltungen und einseitiger Belastung führen kann, die den Muskeln und Gelenken schaden. Durch das Anlegen des Tapes werden der Stoffwechsel im Muskel verbessert und der Muskel regeneriert.

Die Studienlage ist nicht einheitlich, obwohl einige Untersuchungen darauf hindeuten, dass Kinesio Tapes bei leichten Muskelschmerzen und -verspannungen kurzzeitig die Symptome lindern.

Die Anleitung kann den Kontakt zum Arzt und Physiotherapeuten nicht ersetzen, aber gegebenenfalls unterstützen.
Achtung: Sollte Juckreiz unter der Tapeanlage auftreten, entfernen Sie das Tape umgehend.

Wärmeanwendungen

Lokale Wärmeanwendungen regen die Durchblutung an und lösen Verspannungen. Die folgenden Auflagen und Kompressen können aufliegen, solange sie als angenehm empfunden werden.

ZappSack

Der ZappSack® ist eine Naturkompresse, die mit Ingwer, Gerste, Weizen und Hafer gefüllt ist. Er wirkt entspannend auf die Muskulatur. Für den Nacken gibt es eine lange schmale Variante (60 x 15 cm), die sich hervorragend um den Hals bzw. auf die Schultern legen lässt

Der ZappSack wird in der Mikrowelle oder im Backofen nach Vorschrift erwärmt und bei Bedarf auf die verspannte Nackenpartie aufgelegt. Gegenanzeigen sind eine Allergie gegen die Füllmaterialien.

Der ZappSack kann auch angewendet werden, wenn Kopfschmerzen durch eine verspannte Nackenmuskulatur verursacht werden.

Anwendungen mit Heublumen

Heublumen sind ein natürliches Schmerzmittel. Die Erkenntnis ihrer Wirkung geht auf Bauern im Alpenraum zurück, die bei Schmerzen des Bewegungsapparates oft eine Nacht im Heu verbrachten oder ein Heubad nahmen. Kneipp schreibt dazu: „Die Heublumen müssen vielmehr von solchem Grase genommen werden, welches möglichst viele verschiedene Kräuter enthält, so wie es in der Umgebung von Wörishofen wächst, also von trockenen Wiesen oder noch besser Höhen-, Gebirgs- und Alpenwiesen." Für ein **Heublumenvollbad** empfahl Kneipp 1 kg Heu, das man ca. 20 Minuten im heißen Wasser zugedeckt ziehen lässt, bevor man es abseiht und dem Badewasser zugibt. Für die Heimanwendung gibt es im Fachhandel oder der Apotheke fertige Heublumenmischungen. Das „Morphium der Naturheilkunde" wirkt sehr intensiv bei vielerlei gesundheitlichen Problemen und speziell bei Verspannungen, neuralgischen und rheumatischen Schmerzen.

Achtung! Bei hohem Blutdruck und Herzschwäche vorab ärztlichen Rat einholen.

Eine warme **Heublumenauflage** fördert die Durchblutung und regt den Stoffwechsel an. Das Heublumensäckchen (Apotheke, Reformhaus) wird in einem Sieb über Wasserdampf erwärmt und auf die schmerzende Stelle gelegt (**Vorsicht** Verbrennungsgefahr!) und mit einem Wollschal oder Handtuch fixiert.

Gegenanzeigen sind Heuschnupfen, offene Hautverletzungen, Empfindungsstörungen (Taubheitsgefühle) und Durchblutungsstörungen.

Ölauflagen

Eine warme Ölauflage mit **Aconit Schmerzöl** oder mit **Johanniskrautöl** kann ebenfalls zur Linderung von Nackenschmerzen beitragen. Im Aconit Öl wirkt der blaue Eisenhut (*Aconitum napellus*) schmerzlindernd. Das duftende Lavendelöl (*Lavandulae aetheroleum*) beruhigt und entspannt, der echte Kampfer (*Camphora*) regt die Durchblutung an.

Bewährte Anwendungen sind Muskel- und Gelenkbeschwerden mit Verspannungen, z. B. im Rücken, im Nackenbereich oder in den Schultern, aber auch Nervenschmerzen (Neuralgien), Nervenentzündungen (Neuritiden) und Gürtelrose (Herpes zoster).

Johanniskrautöl ist ein öliger Auszug aus den oberirdischen Teilen des Johanniskrauts (*Hypericum perforatum*). Da es sich während der Herstellung rot färbt, wird es auch als Rotöl bezeichnet. Johanniskrautöl wird bei Muskelschmerzen mehrmals täglich auf die schmerzenden Körperstellen aufgetragen und sanft einmassiert. Die eingeriebene Haut sollte nicht der Sonne ausgesetzt werden.

Für eine Auflage etwa 200 ml warmes Wasser mit 2–6 Tropfen Öl mischen, Geschirrtuch oder Kompresse eintauchen, auswringen und auf die schmerzhafte Körperstelle legen. Mit einem Wollschal oder einem Handtuch abdecken.

Rotlicht

Auch Rotlicht ist eine gute Anwendung bei Schmerzen im Nackenbereich. Eine Rotlichtlampe ist günstig zu erwerben und bietet eine gezielte Schmerzlinderung der Nackenverspannungen.

Das infrarote Licht dringt tief ins Gewebe ein, wodurch die Gewebetemperatur erhöht wird und zu einer Gefäßerweiterung führt. Der Effekt: Die Durchblutung wird verbessert (dadurch auch die Sauerstoffzufuhr), und die Muskeln können sich wieder entspannen. Empfohlen werden ein Abstand zur Rotlichtquelle von 35 bis 50 cm und ein Bestrahlungszeitraum von 10 bis 20 Minuten.

Achtung! Keine Wärmeanwendung bei akuten Entzündungen.

Akupressur

Die Akupressur leitet sich von der Akupunktur ab, ein Verfahren der chinesischen Medizin, bei dem bestimmte Punkte am Körper mit sehr feinen Nadeln stimuliert werden. Die Punkte befinden sich auf den so genannten „Meridianen", energetischen Leitbahnen, welche die Hautoberfläche mit Muskeln und inneren Organen verbinden. Durch die Meridiane fließt, so die Vorstellung, die Lebensenergie Qi, wobei sich der Mensch stets im Spannungsfeld der polaren Kräfte Yin und Yang bewegt.

Krankheiten werden als Ausdruck oder als Folgeerscheinungen von Stockungen bzw. Blockaden im Energiekreislauf bzw. von einem Ungleichgewicht zwischen Yin und Yang verstanden.

Durch die Akupunktur werden die energetischen Blockaden behoben, der Energiefluss normalisiert wie auch eine Fernwirkung auf die mit diesem Meridian in Verbindung stehenden inneren Organe erzielt.

Bei der Akupressur werden die Punkte nicht genadelt, sondern gedrückt.[5]

Technik der Akupressur

In der Regel wird die Akupressur mit den Nägeln von Zeigefinger, Mittelfinger oder Daumen durchgeführt. Der Fingernagel wird auf dem jeweiligen Punktareal aufgesetzt und an der empfindlichsten Stelle nun spürbar gedrückt. Es darf durchaus wehtun, schmerztherapeutisch bezeichnet man diese Technik als Gegenirritation.

Der einzelne Punkt wird etwa 3 Sekunden gedrückt, dann folgen 3 Sekunden Pause. Dieser Rhythmus wird 3-mal wiederholt, dann folgen 3 Minuten Pause. Das Ganze wird wiederholt, bis eine Besserung eintritt. Eine Wiederholung kann jedes Mal erfolgen, wenn der Schmerz wieder schlimmer wird.

Bei Schmerzen im Zusammenhang mit Gelenken und Wirbelsäule haben sich die Akupunkturpunkte Dickdarm 4 (Di 4) und Dünndarm 3 (Dü 3) als besonders wirksam erwiesen. Sie sollten vor allem angewendet werden, wenn sich

---

[5] Die folgenden und weitere Hinweise sind nachzulesen in: M. Elies, A. Kerckhoff: Schmerzen (Buchreihe: Was tun bei). Essen: KVC 2019.

keine anderen auf den Schmerzort bezogenen Punkte finden lassen.

Dickdarm 4

Der Punkt Dickdarm 4 (Di 4) befindet sich zwischen den Mittelhandknochen von Zeigefinger und Daumen, wie auf der Abbildung zu sehen ist.

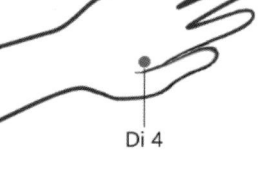

Di 4

Wenn Sie mit geraden Fingern den Daumen eng an die Hand pressen, entsteht ein Muskelwulst. Genau hier, auf dem höchsten Punkt des Muskelberges, befindet sich der Punkt Dickdarm 4.

Dünndarm 3

Dünndarm 3 (Dü 3) liegt auf der Kleinfingerseite der Hand.

Wenn Sie auf den Handteller schauen und dabei langsam die Hand zur Faust schließen, sehen Sie eine Falte, die vom Handteller zur Kleinfingerseite läuft und dort, bei geschlossener Faust, in einem Hautbogen wie ein U endet. An der tiefsten Stelle des Us befindet sich der Punkt Dünndarm 3.

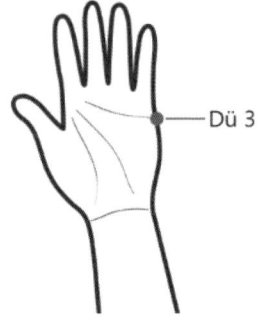

Eine kleine Studie belegt darüber hinaus eine signifikante Schmerzreduktion durch Akupressur (vier mal 30 Sekunden drücken und 30 Sekunden Pause im Wechsel) von so genannten myofaszialen Triggerpunkten im Trapezmuskel. Myofasziale Triggerpunkte sind punktuelle Muskelverhärtungen, von denen Schmerzen in die Umgebung ausgehen.

Achtung! Für die Identifizierung der Punkte und die folgende Behandlung ist es ratsam, einen Experten (Arzt oder Physiotherapeut) aufzusuchen.

Fußreflexzonenmassage

An den Fußsohlen befinden sich Zonen, die in Verbindung zu Körperregionen und Organen stehen. Durch die Massage der zugeordneten Bereiche am Fuß kann eine Fernwirkung auf die entsprechende Körperregion erzielt werden – z. B. durch die Anregung ihrer Durchblutung.

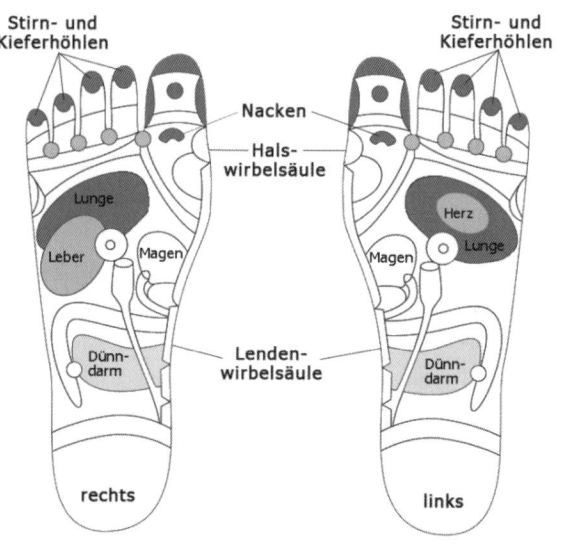

Abbildung 7: *Fußreflexzonen*

Eine sanfte Massage der Füße und Fußsohlen, auch der speziellen Zonen für Nacken und Halswirbelsäule, kann von Anfängern durchgeführt werden.

Eine bewusste und gezielte Behandlung der Fußreflexzonen wird von professionell ausgebildeten Therapeuten durchgeführt und ist immer einen Versuch wert.

Heilpflanzen

„Gegen jede Krankheit ist ein Kräutlein gewachsen", sagte Sebastian Kneipp, und so finden sich auch pflanzliche Schmerzmittel, die alleine oder begleitend zu konventionellen Schmerzmitteln angewendet werden. Herkömmliche Schmerzmittel verlieren gerade in der Langzeitanwendung einen Teil ihrer Wirkung. Es treten oftmals Nebenwirkungen und Wechselwirkungen mit anderen Medikamenten auf.

Pflanzliche Mittel können synthetische ersetzen oder zumindest ihre Dosis verringern: Für Brennnesselextrakte gibt es zum Beispiel gute Hinweise, dass sie bei Gelenkverschleiß oder Rheuma wirksam sind. Schmerzlindernd wirken auch die Weidenrinde und die Teufelskralle.

Brennnessel

„Die einfachsten Mittel, die die Natur in Fülle bietet, achtet man kaum mehr, eben weil sie so einfach sind." (Sebastian Kneipp)

Das „Bestreichen" bzw. das „Schlagen" mit frischen Brennnesselruten zur Schmerzlinderung war und ist Bestandteil vieler Medizinkulturen und volksmedizinischer Empfehlungen.

Alternativ zu dieser etwas drastischen Maßnahme kann ein Brennnesselmus hergestellt und eingenommen werden. Werden die jungen Blätter der Brennnessel gedünstet (wie Spinat zubereitet), kommen ihre entzündungshemmenden Eigenschaften voll zum Einsatz. Das liegt vor allem daran, dass in den gedünsteten Blättern die Konzentration von Kaffeoyläpfelsäure am höchsten ist. Diese Säure hemmt im Körper Stoffe und Prozesse, die Schmerzen und Entzündungen hervorrufen.

Die Blätter der Brennnessel wirken leicht harntreibend, schmerzstillend und entzündungshemmend. In Studien konnte aufgezeigt werden, dass die tägliche Einnahme von 50–100 g Brennnesselmus zusammen mit 50 mg Diclofenac genauso wirksam ist, wie eine Therapie mit 200 mg Diclofenac pro Tag.

Zubereitung und Einnahme von Brennnesselmus

Die Brennnesseln waschen und mit heißem Wasser überbrühen, sodass sie zusammenfallen. Eine kleine Zwiebel zerkleinern und mit den

Brennnesseln im Mixer zerkleinern (alternativ durch den Wolf drehen). Das Püree unter ständigem Rühren erhitzen; ggf. etwas Wasser nachgießen, etwa 8–10 Minuten köcheln lassen. Bei Bedarf etwas Butter und Gewürze zugeben.

Täglich 50–100 g Brennnesselmus zu sich nehmen.

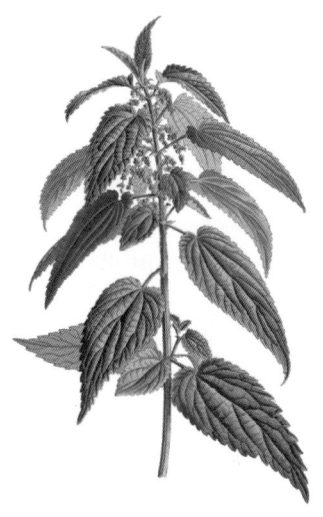

Brennnessel
(Urtica urens)

Weidenrinde

Die Weide ist ein wichtiger Bestandteil in der Pflanzenheilkunde. Salicin, so der Name des

Hauptwirkstoffes, wird vor allem bei der Behandlung von Kopfschmerzen und fieberhaften Erkrankungen, aber auch in der Rheuma- und Schmerztherapie verwendet. Es wirkt entzündungshemmend und schmerzstillend.

Die eigentliche Wirkung wird erst im Körper in Gang gesetzt, wo das Salicin in der Leber zu Salicylsäure umgewandelt wird. Die später daraus weiterentwickelte Acetylsalicylsäure ist auch im Aspirin zu finden.

Pharmazeutisch genutzt wird ausschließlich die Weidenrinde (*Salicis cortex*), die in zahlreichen Medikamenten verarbeitet wird und auch als Tee zubereitet werden kann. Weide ist zwar gut verträglich, Nebenwirkungen können aber auftreten.

Achtung! Da die Weidenrinde dem Aspirin verwandte Stoffe enthält, gelten bei der Anwendung üblicherweise aus Vorsicht dieselben Einschränkungen (Kontraindikationen).

Anders als Aspirin hemmt Salicin aus der Weidenrinde die Verklumpung von Blutkörperchen kaum, ist also nicht zur „Blutverdünnung" geeignet.

Weidenrinde wirkt gegenüber Aspirin zeitlich verzögert, die Wirkung hält aber länger an.

Während Acetylsalicylsäure reizend auf den Magen und Darmtrakt wirkt, ist das Weidenrindenpräparat im Tierversuch und in Studien wesentlich verträglicher.

Erste klinische Studien belegen die Wirksamkeit der Weidenrindenextrakte bei akuten, unspezifischen Rückenschmerzen.

Teufelskralle

Die getrocknete Wurzel der Teufelskralle wird bei entzündlichen Gelenkerkrankungen sowie bei Rücken- und Nackenschmerzen verordnet. Die wirksamen Inhaltsstoffe (Flavonoide und Acteosid) sind Bitterstoffe, die einen entzündungshemmenden, abschwellenden und schmerzlindernden Effekt haben.

Der Name der Heilpflanze stammt von ihren Früchten, die eine krallenartige Gestalt haben. Für den medizinischen Wirkstoff wird die Wurzel verwendet. Abhängig von den Beschwerden und der Anwendung lässt sich Teufelskralle in Tees, Tinkturen oder Kapseln einnehmen.

Die Wirksamkeit von Teufelskrallenextrakt bei Rückenschmerzen gilt als wissenschaftlich erwiesen. Damit sie ihre Wirkung entfalten kann, muss sie langfristig, etwa drei Wochen bis drei Monate, eingenommen werden. Bei der Therapie mit Teufelskralle ist also Geduld gefragt. Zu empfehlen sind Präparate, die eine hohe Dosis des Wirkstoffs enthalten.

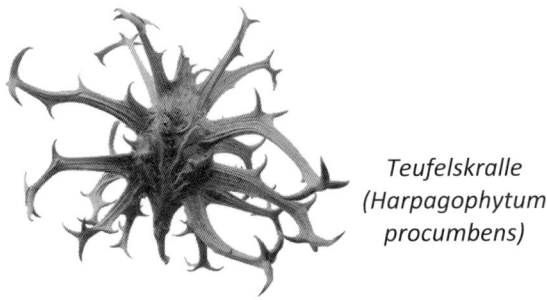

Teufelskralle (Harpagophytum procumbens)

Lokale Anwendung von Heilpflanzen

Beinwell

Ein Extrakt aus Beinwellwurzel oder -kraut wirkt entzündungshemmend, abschwellend und schmerzlindernd. Die traditionelle Verwendung bei Prellungen, Zerrungen und Verstauchungen ist jedoch nur für die Wurzel belegt.
Die wirksamen Inhaltsstoffe sind wahrscheinlich Allantoin, Gerbstoffe und Schleimstoffe, der

Wirkmechanismus ist noch nicht bekannt. In einer Studie zur Therapie akuter Rückenschmerzen zeigte sich eine klinisch und statistisch signifikante Verbesserung der Beschwerden bei Behandlung mit einer Beinwellsalbe (Kytta® Salbe) im Vergleich zu Placebo. Die Salbe gibt es mittlerweile als Kytta® Schmerzsalbe mit der gleichen Zusammensetzung.

Erwachsene massieren zwei- bis viermal täglich je nach Größe der Körperstelle und Schmerzintensität 1,2 bis 6 g Salbe (entspricht einem Salbenstrang von 4 bis 18 cm) ein.

Achtung! Wegen eines geringen Gehaltes an Pyrrolizidin-Alkaloiden darf die Salbe nur auf intakter Haut und erst ab dem dritten Lebensjahr angewendet werden.

Cayennepfeffer-Extrakt (Capsaicin)

Eine weitere Möglichkeit zur Schmerzlinderung sind wirkstoffhaltige Pflaster oder Cremes, die wärmend wirken. Belegt ist die Wirkung von Capsaicin aus Cayennepfeffer bei Rückenschmerzen. Es gibt derzeit leider noch keine relevanten Studien speziell zu Nackenschmerzen.

Capsaicin wirkt mehrschichtig: Es fördert zum einen die Durchblutung und durch die dabei entstehende Wärme die Entspannung der Muskulatur. Zum anderen wirkt es neuromodulierend, indem es Schmerzrezeptoren zunächst übererregt und dann dauerhaft desensibilisiert. Dadurch wird die Weiterleitung von Schmerzreizen unterdrückt.

Achtung! Die Aktivierung der Rezeptoren kann Juckreiz hervorrufen, der nach längerer Anwendung verschwindet. Mögliche Nebenwirkungen sind lokale Unverträglichkeitsreaktionen wie Quaddel- oder Bläschenbildung, die einen sofortigen Therapieabbruch erforderlich machen.

Zusammenfassung und weitere Tipps

Verspannungsschmerz

Bei der Wahl der Heilpflanzen sollte man bereits eine grobe Ahnung haben, woher die Nackenschmerzen ursächlich kommen. Verspannung oder Entzündung? Zugluft oder Verschleiß? Stress oder Unfall?

Häufig liegt man mit **Wärmesalben** richtig. Sie reizen und röten die Haut, weshalb man sie „Rubefaciens" nennt. Bei verhärteten und schmerzenden Muskeln steigern sie die Durchblutung und durchwärmen das Gewebe. Mit der Wärme und einer besseren Muskelversorgung bessert sich auch der Nackenschmerz. Der Klassiker ist der eben beschriebene Cayennepfeffer, aber auch Heilpflanzenöle mit Campher, ätherischem Eukalyptus-, Fichtennadel oder Kiefernnadelöl, Lärchenterpentin oder Rosmarinöl zur äußeren Anwendung sowie Senfsamenumschläge und Meerrettich zählen dazu.

Entzündungsbedingte Schmerzen

Entzündungsbedingte Schmerzen lassen sich innerlich mit den aspirinähnlichen Wirkstoffen aus **Heilpflanzen** wie Pappel, Weidenrinde und Brennnessel behandeln. Alternativen sind Teufelskralle, Curcuma (Gelbwurz) oder Weihrauchextrakt.

Die Naturheilkunde empfiehlt bei entzündlichen Symptomen häufig auch eine Durchspültherapie mit den Heilpflanzentees aus Goldrute, Brennnessel und Birke.

Arthroseschmerzen

Degenerative Erkrankungen wie im Rahmen der Arthrose können eher durch **Einreibungen** mit Beinwell- oder Cayennepfeffer-Salben gelindert werden.

Akute Schmerzen und Verletzungen

Akute und subakute Verletzungen (HWS-Distorsion, früher „Schleudertrauma" genannt) behandelt man mit **Umschlägen** oder **Einreibungen** mit Arnika, Beinwell oder Rosskastanie. Ebenso verwendet man Arnika bei Zerrungen und bei Verstauchung, Prellungen und Blutergüssen. Zusätzlich lindern können kühlendes Pfefferminzöl und Teebaumöl.

Hinweis: Bei zusätzlich bestehendem Stress und Schlafstörungen sind entspannende Heilpflanzen wie Baldrian, Lavendel und Passionsblume angezeigt.
Auch Depressionen können sich in Form von Nackenschmerzen manifestieren oder diese begleiten. Darüber hinaus komplizieren sie deren Heilung. Hier kann Johanniskraut (innerlich) helfen.

Literatur

Braun M, Schwickert M, Nielsen A et al.: Effectiveness of traditional Chinese „Gua Cha" therapy in patients with chronic neck pain: a randomized controlled trial. Pain Medicine. 2011; 12: 362–369.

Chrubasik S, Enderlein W, Bauer R et al.: Evidence for antirheumatic effectiveness of stewed erba urticae dioicae in acute arthritis: a pilot study. Phytomedicine 1997; 4: 105–108

Cramer H, Lauche R, Haller H, Dobos G: A systematic review and meta-analysis of yoga for low back pain. Clin J Pain. 2013; 29 (5): 450–460.

Cramer H: Wirksamkeit von Yoga bei Patienten mit chronischen Nackenschmerzen. Studie über eine wirksame Selbsthilfestrategie bei Nackenschmerzen. Essen: KVC Verlag; 2013.

Cramer H, Lauche R, Hohmann C et al.: Yoga for chronic neck pain – a twelve-month follow-up. Pain Med. 2013; 14: 541–548.

DEGAM S1 Handlungsempfehlung Nackenschmerzen. Stand 06/2016. www.degam.de/files/Inhalte/Leitlinien-Inhalte/Dokumente/DEGAM-S1-Handlungsempfehlung/053-007_Nackenschmerz/053-007l_DEGAM%20LL%20Nackenschmerz_170110.pdf

Göbel H, Heinze A, Ingwersen M et al.: Effects of Harpagophytum procumbens LI 174 (devil's claw) on sensory, motor und vascular muscle reagibility in the treatment of unspecific back pain. Schmerz. 2001; 15 (1): 10–18.

Guzman J, Hurwitz EL, Carroll LJ et al.: A new conceptual model of neck pain: linking onset, course, and care: the Bone and Joint Decade 2000–2010 Task Force on Neck Pain and its Associated Disorders. Spine. 2008; 33: S14–S23.

Hacke D: Schmerz lass nach – Gua Sha konkurriert mit Wärmetherapie bei Rückenschmerzen. Studien kurz und knapp. www.carstens-stiftung.de/artikel/schmerz-lass-nach-gua-sha-konkurriert-mit-waermetherapie-bei-ruecken-schmerzen.html; 2011.

Hacke D: Entspannter Nacken mit Feldenkrais. Studien kurz und knapp. www.carstens-stiftung.de/artikel/entspannter-nacken-mit-feldenkrais.html; 2014.

Hacke D: Alexandertechnik und Akupunktur für den schmerzenden Nacken. Studien kurz und knapp. www.carstens-stiftung.de/artikel/alexandertechnik-und-akupunktur-fuer-den-schmerzenden-nacken.html; 2015.

Hogg-Johnson S, van der Velde G, Carroll LJ et al.: The burden and determinants of neck pain in the general population: results of the Bone and

Joint Decade 2000–2010 Task Force on Neck Pain and Its Associated Disorders. Spine. 2008; 33: S39–S51.

IASP (International Association for the Study of Pain): Pain Terminology. 2011. www.iasp-pain.org/Education/Content.aspx?ItemNumber =1698&navItemNumber=576

Kalron A, Bar-Sela S: A systematic review of the effectiveness of Kinesio Taping – fact or fashion? European Journal of Physical and Rehabilitation Medicine. 2013; 49 (5): 699–709.

Kreiter H: Kräuter und Heilpflanzen nach Sebastian Kneipp. Wien: Kneipp Verlag; 2015.

Kreiter H, Roschatt H: Kneippen: Wien: Kneipp Verlag; 2016.

Lauche R: Der Einfluss von Blutigem und Trockenem Schröpfen auf chronische Nackenschmerzen, mechanische Perzeptions- und Schmerzschwellen sowie die Körperwahrnehmung. Dissertation Universität Duisburg-Essen 2012.

Lauche R, Wübbeling K, Lüdtke R et al.: Randomized controlled pilot study: pain intensity and pressure pain thresholds in patients with neck and low back pain before and after traditional East Asian „Gua Sha" therapy. Am J Chin Med. 2012; 40: 905–917.

Lauche R, Cramer H, Langhorst J, Dobos G: Cupping for chronic non-specific neck pain: a

2-year follow up. Forsch Komplementmed. 2013a; 20: 328–333.

Lauche R, Materdey S, Cramer H et al.: Effectiveness of home-based cupping massage compared to progressive muscle relaxation in patients with chronic neck pain – a randomized controlled trial. PLoS One. 2013b; 8: e65378.

Lundqvist L-O, Zetterlund C, Richter HO: Effects of Feldenkrais method on chronic neck/scapular pain in people with visual impairment: A randomized controlled trial with one-year follow-up. Arch Phys Med Rehab 2014; 95: 1656–1661.

MacPherson H, Tilbrook H, Richmond S et al.: Alexander technique lessons or acupuncture sessions for persons with chronic neck pain. A randomized trial. Ann Int Med. 2015; 163: 653–662.

Morikawa Y, Takamoto K, Nishimarui H et al.: Compression at Myofascial Trigger Point on Chronic Neck Pain Provides Pain Relief through the Prefrontal Cortex and Autonomic Nervous System. Front Neurosci 2017; 11: 186.

Oltean H, Robbins C, van Tulder MW et al.: Herbal medicine for low-back pain (Review). Cochrane Database Syst Rev 2014; 12: CD004504.

Saeterbakken AH, Nordengen S, Andersen V, Fimland MS: Nordic walking and specific strength training for neck- and shoulder pain in office workers: a pilot-study. Eur J Phys Rehabil Med. 2017; 53 (6): 928–935.

Schumann S: Randomisierte kontrollierte Pilot-studie zum Einfluss von Schröpfkopfmassage auf Parameter der quantitativen sensorischen Testung bei Patienten mit Nackenschmerzen. Dissertation Universität Duisburg-Essen 2014.

Die Autorin

Dr. Romy Lauche ist Leiterin der Forschungsabteilung der Klinik für Integrative Medizin und Naturheilkunde an der Sozialstiftung Bamberg, und Gastwissenschaftlerin an der University of Technology Sydney, und der Monash University in Melbourne, Australien.

Ihre Forschung umfasst klinische und Versorgungsforschung im Bereich klassischer Naturheilverfahren und Mind-Body-Therapien bei chronischen Erkrankungen. Sie hat über 150 Artikel in internationalen Zeitschriften publiziert.

Die Autoren

PD Dr. Holger Cramer ist Forschungsleiter der Klinik für Naturheilkunde und Integrative Medizin der Kliniken Essen-Mitte, Privatdozent an der Medizinischen Fakultät der Universität Duisburg-Essen und Gastwissenschaftler an der Fakultät für Gesundheit der University of Technology Sydney, Australien.

Seine Forschungsschwerpunkte sind nichtpharmakologische Verfahren bei chronischen Schmerzen und in der unterstützenden Krebstherapie. Er ist Autor von über 200 Publikationen in wissenschaftlichen Fachzeitschriften.

Dr. med. Thomas Rampp ist Oberarzt in der Klinik für Naturheilkunde und Integrative Medizin und seit 2002 Leiter des Instituts für Naturheilkunde, Traditionelle Chinesische und Indische Medizin an den Kliniken Essen-Mitte. Er ist Facharzt für Allgemeinmedizin mit den Forschungs- und Arbeitsschwerpunkten Traditionelle Heilverfahren und deren Anwendung, u. a. bei Schmerzerkrankungen.

Die Buchreihe *Was tun bei ...* im KVC Verlag

Alkoholabhängigkeit – Homöopathie und
    Komplementärmedizin

Bluthochdruck – Mind-Body-Medizin und
    Naturheilkunde

Colitis ulcerosa und Morbus Crohn – Naturheilkunde
    und Integrative Medizin

Demenz – Vorbeugung und
    Selbsthilfe

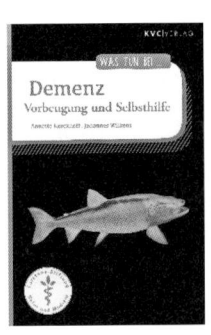

Depression – Homöopathie und
    Komplementärmedizin

Diagnose Krebs – Homöopathie
    und Schüßler Salze

Endometriose – Homöopathie und
    Naturheilkunde

Grauer Star und Altersweitsichtigkeit

Grippe und Infekte – Vorbeugung und Selbsthilfe

Heilfasten

Heuschnupfen – Homöopahtie und Naturheilkunde

Kopfschmerzen von Kindern

Mittelohrentzündung – Homöopathie und
    Naturheilkunde

Nackenschmerzen – Naturheilkunde und Selbsthilfe